Libro di Ricette Vegetariane per la Colazione per Principianti

Colazione E Frullati Facili Da Fare e a Basso Contenuto Di Carboidrati Per Il Tuo Stile Di Vita A Base Vegetale

Jennifer Smith

Giorgia Barone

Leggendo questo documento, il lettore accetta che in nessun caso l'autore sia responsabile di eventuali perdite, dirette o indirette, subite a seguito dell'uso di informazioni contenute nel presente documento, inclusi, a titolo pertanto, errori, omissioni o imprecisioni

Sommario

Ricette

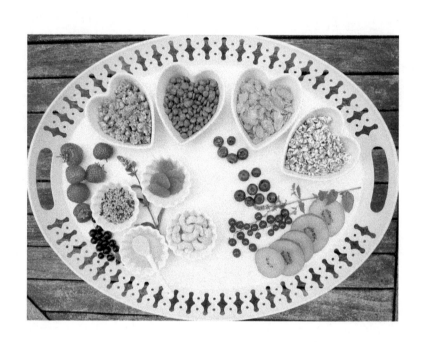

Panino per la colazione con avocado e "salsiccia"

Tempo di preparazione: 15 minuti

Tempo di cottura 2 minuti

Porzioni 1

ingredienti

- 1 salsiccia vegana patty
- 1 tazza di cavolo, tritato
- 2 cucchiaini di olio extravergine di oliva
- 1 cucchiaio di pepitas
- Sale e pepe, a piacere
- 1 cucchiaio di mayo vegano
- 1/8 cucchiaino di polvere di chipotle
- 1 cucchiaino jalapeno tritato
- 1 muffin inglese, tostato
- 1/4 di avocado, affettato

Indicazioni:

1. Posizionare una padella a fuoco alto e aggiungere una goccia di olio.

2. Aggiungere il patty vegano e il tempo di cottura: per 2 minuti.

3. Capovolgere il tortino, quindi aggiungere il cavolo e pepitas.

4. Condire bene poi Tempo di cottura: per altri minuti fino a

quando il tortino è cotto.

5. Trova una piccola ciotola e aggiungi la mayo, la polvere di chipotle e il jalapeno. Mescolare bene per combinare.

6. Posizionare il muffin su una superficie piana, stendere con il piccante può quindi finire con il tortino.

7. Aggiungere l'avocado a fette, quindi servire e gustare.

nutrizione:

Calorie 571, Grassi Totali 42,3g, Grassi Saturi 10,1g, Colesterolo 36mg, Sodio 1334mg, Carboidrati Totali 38.6g, Fibra Alimentare 6.6g, Zuccheri Totali 3.7g, Proteine 14.4g, Calcio 193mg

Burritos per la colazione ai fagioli neri

Tempo di preparazione: 30 minuti

Tempo di cottura 10 minuti

Porzioni 4

ingredienti

- 3/4 tazza riso bianco
- 1 1/2 tazze di acqua
- 1/4 cucchiaino di sale marino
- 1/2 lime, spremuto
- 1/4 tazza coriandolo fresco, tritato
- 4 piccole patate rosse, tagliate a pezzi delle dimensioni di un morso
- 1/2 cipolla rossa, tagliata a anelli
- 1-2 cucchiai di olio d'oliva
- Sale e pepe, a piacere
- 1 tazza di fagioli neri cotti
- 1/4 di cucchiaino ogni polvere di aglio cumino macinato e peperoncino in polvere
- Sale e pepe, a piacere
- Avocado maturo 1/4
- 1 lime, spremuto
- 1 tazza di cavolo viola, affettato sottilmente
- 1 jalapeno, semi rimossi, affettati sottilmente

- Pizzicare sale e pepe nero
- 2 grandi tortillas di farina vegana bianche o di grano
- 1/2 avocado maturo affettato
- 1/4 tazza salsa
- Salsa piccante

Indicazioni:

1. Mettere il riso, l'acqua e il sale in una padella e portare a ebollizione.

2. Tempo di copertura e cottura: basso fino a soffice, quindi rimuovere dal fuoco e scoppiare da un lato.

3. Mettere una padella a fuoco medio, aggiungere 1-2 cucchiai di olio d'oliva e aggiungere patate e cipolla.

4. Condire bene quindi lasciare al Tempo di Cottura: per 10 minuti, mescolando spesso.

5. Togliere dal fuoco e scoppiare da un lato.

6. Prendi una piccola padella, quindi aggiungi fagioli, cumino, aglio e peperoncino. Mescolare bene.

7. Schiocco a fuoco medio e portare a fuoco lento. Ridurre il calore per riscaldarsi.

8. Prendi una piccola ciotola e aggiungi avocado e lime. Schiacciare insieme.

9. Aggiungere il cavolo e il jalapeno e mescolare bene. Stagione poi pop da un lato.

10. Prendi il riso cotto e aggiungi il succo di lime e il coriandolo e poi sfora con una forchetta.

11. Scaldare delicatamente le tortillas in un forno a microonde per 10-20 secondi, quindi aggiungere le otturazioni.

12. Arrotolare, servire e divertirsi.

nutrizione:

Calorie 588, Grassi Totali 17,1g, Grassi Saturi 3,4g, Sodio 272mg, Carboidrati Totali 94,8g, Fibra Alimentare 16,2g, Zuccheri Totali 5g, Proteine 18.1g, Calcio 115mg, Ferro 6mg, Potassio 1964mg

Bar per la colazione con farina d'avena e burro di arachidi

Tempo di preparazione: 10 minuti

Tempo di cottura 0 minuti

Porzioni 8

ingredienti

- Data 1 1/2 tazze, fossa rimossa
- 1/2 tazza burro di arachidi
- 1/2 tazza di avena arrotolata vecchio stile

Indicazioni:

1. Ungere e allineare una lattina da forno da 8" x 8" con pergamena e pop da un lato.
2. Prendi il tuo robot da cucina, aggiungi le date e sfreccia fino a quando non viene tritato.
3. Aggiungere il burro di arachidi e l'avena e il polso.
4. Raccogliere nella teglia, quindi entrare in frigo o congelatore fino a quando non è impostato.
5. Servire e divertirsi.

nutrizione:

Calorie 459, Grassi Totali 8,9g, Grassi Saturi 1,8g, Colesterolo 0mg, Sodio 77mg, Carboidrati Totali 98,5g, Fibra Alimentare 11,3g, Zuccheri Totali 79,1g, Proteine 7,7g, Calcio 51mg, Potassio 926mg

Pancake alla banana al cioccolato

Tempo di preparazione: 15 minuti

Tempo di cottura 3 minuti

Porzioni 6

ingredienti

- 1 banana matura grande, purè
- 2 cucchiai di zucchero di cocco
- 3 cucchiai di olio di cocco, fuso
- 1 tazza di latte di cocco
- 1 1/2 tazze farina integrale
- 1 cucchiaino di bicarbonato di sodio
- 1/2 tazza di gocce di cioccolato vegane
- Olio d'oliva, per friggere

Indicazioni:

1. Prendi una grande ciotola e aggiungi la banana, lo zucchero, l'olio e il latte. Mescolare bene.

2. Aggiungere la farina e il bicarbonato di sodio e mescolare di nuovo fino a quando combinato.

3. Aggiungere le gocce di cioccolato e piegare attraverso poi pop su un lato.

4. Posizionare una padella a fuoco medio e aggiungere una goccia di olio.

5. Versare 1/4 della pastella nella padella e spostare la

padella per coprire.

6. Tempo di cottura: per 3 minuti poi capovolgere e Tempo di cottura: dall'altra parte.

7. Ripetere con i pancake rimanenti, quindi servire e gustare.

nutrizione:

Calorie 315, Grassi Totali 18,2g, Grassi Saturi 15,1g, Colesterolo 0mg, Sodio 221mg, Carboidrati Totali 35.2g, Fibra Alimentare 2.6g, Zuccheri Totali 8.2g, Proteine 4.7g, Potassio 209mg

Cialde di pan di zenzero

Tempo di preparazione: 30 minuti

Tempo di cottura 20 minuti

Porzioni 6

ingredienti

- 1 tazza leggermente ammucchiata farina di farro
- 1 cucchiaio di semi di lino macinati
- 2 cucchiaini di lievito in polvere
- 1/4 di cucchiaino di bicarbonato di sodio
- 1/4 di cucchiaino di sale
- 1 1/2 cucchiaino di cannella macinata
- 2 cucchiaini di zenzero macinato
- 4 cucchiai di zucchero di cocco
- 1 tazza di latte non lattiero-caseario
- 1 cucchiaio di aceto di sidro di mele
- 2 cucchiai di melassa con cinturino nero
- 1 1/2 cucchiai di olio d'oliva

Indicazioni:

1. Trova il tuo ferro da stiro, l'olio generosamente e il preriscaldare.

2. Trova una ciotola grande e aggiungi gli ingredienti secchi. Mescolare bene insieme.

3. Mettere gli ingredienti bagnati in un'altra ciotola e

mescolare fino a quando combinati.

4. Aggiungere il bagnato ad asciugare, quindi mescolare fino a quando combinato.

5. Versare il composto nel ferro da stiro e nel tempo di cottura: a temperatura media per 20 minuti

6. Aprire con attenzione e rimuovere.

7. Servire e divertirsi.

nutrizione:

Calorie 256, Grassi Totali 14,2g, Grassi Saturi 2g, Colesterolo 0mg, Sodio 175mg, Carboidrati Totali 31.2g, Fibra Alimentare 3.4g, Zuccheri Totali 13.2g, Proteine 4.2g, Calcio 150mg, Ferro 2mg, Potassio 369mg

Muffin per la colazione toast francese ai mirtilli

Tempo di preparazione: 55 minuti

Tempo di cottura 25 minuti

Porzioni 12

ingredienti

- 1 tazza di latte vegetale non zuccherato
- 1 cucchiaio di semi di lino macinati
- 1 cucchiaio di farina di mandorle
- 1 cucchiaio di sciroppo d'acero
- 1 cucchiaino di estratto di vaniglia
- 1 cucchiaino di cannella
- 2 cucchiaini di lievito alimentare
- 3/4 tazza mirtilli congelati
- 9 fette di pane morbido
- 1/4 tazza avena
- 1/3 tazza noci pecan crude
- 1/4 tazza di zucchero di cocco
- 3 cucchiai di burro di cocco, a temperatura ambiente
- 1/8 cucchiaino di sale marino
- 9 fette di pane, ognuna tagliata in 4

Indicazioni:

1. Preriscaldare il forno a 375 ° F e ungere una latta di muffin.

   Fai un salto da un lato.

2. Trova una ciotola media e aggiungi il lino, il pasto alle mandorle, il lievito nutrizionale, lo sciroppo d'acero, il latte, la vaniglia e la cannella.

3. Mescolare bene usando una forchetta, quindi entrare in frigo.

4. Prendi il tuo robot da cucina e aggiungi gli ingredienti di topping (tranne il burro di cocco. Sfrecciare per combinare.

5. Aggiungere il burro e poi sfrecciare di nuovo.

6. Prendi la tua lattina di muffin e aggiungi un cucchiaino di pastella di lino e cannella sul fondo di ogni spazio.

7. Aggiungere un quadrato di pane, quindi finire con 5-6 mirtilli.

8. Cospargere con 2 cucchiaini di sbriciolare, quindi finire con un altro pezzo di pane.

9. Mettere altri 5-6 mirtilli sul pane, cospargere con più condimento, quindi aggiungere l'altro pezzo di pane.

10. Aggiungere un cucchiaio della miscela di lino e cannella sopra la parte superiore e aggiungere un paio di mirtilli sulla parte superiore.

11. Entra nel forno e nel tempo di cottura: per 25-25 minuti fino a quando la parte superiore inizia a rosolare.

12. Servire e divertirsi.

nutrizione:

Calorie 228, Grassi Totali 14,4g, Grassi Saturi 5,1g, Colesterolo 0mg, Sodio 186mg, Carboidrati Totali 22.9g, Fibra Alimentare 4g, Zuccheri Totali 7.8g, Proteine 4.3g, Calcio 87mg, Ferro 2mg, Potassiuminutes

Fagioli garbanzo greci su toast

Tempo di preparazione: 30 minuti

Tempo di cottura 5 minuti

Porzioni 2

ingredienti

- 2 cucchiai di olio d'oliva
- 3 piccoli slitte, finemente a dadini
- 2 grandi spicchi d'aglio, finemente a dadini
- 1/4 cucchiaino di paprika affumicata
- 1/2 cucchiaino di paprika dolce
- 1/2 cucchiaino di cannella
- 1/2 cucchiaino di sale
- 1/2-1 cucchiaino di zucchero, a piacere
- Pepe nero, a piacere
- può sbucciare pomodori prugna
- 2 tazze di fagioli garbanzo cotti
- 4 fette di pane croccante, tostato
- Prezzemolo fresco e aneto
- Olive Kalamata denocciolato

Indicazioni:

1. Fai scoppiare una padella a fuoco medio e aggiungi l'olio.
2. Aggiungere gli slitte alla padella e al tempo di cottura: per cinque minuti fino a quando non sono morbidi.

3. Aggiungere l'aglio e il tempo di cottura: per un altro minuto quindi aggiungere le altre spezie alla padella.

4. Mescolare bene quindi aggiungere i pomodori.

5. Abbassare il fuoco e cuocere a fuoco lento fino a quando la salsa si addensa.

6. Aggiungere i fagioli garbanzo e scaldare.

7. Condire con lo zucchero, il sale e il pepe, quindi servire e gustare.

nutrizione:

Calorie 1296, Grassi Totali 47,4g, Grassi Saturi 8,7g, Colesterolo 11mg, Sodio 1335mg, Carboidrati Totali 175,7g, Fibra Alimentare 36,3g, Zuccheri Totali 25,4g, Proteine 49,8g, Calcio 313mg, Ferro 17mg, Potassio 1972mg

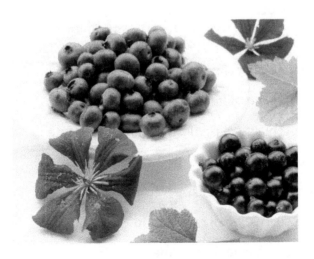

Quiche di pomodoro e asparagi essiccati al sole

Tempo di preparazione: 1 ora e 20 minuti

Tempo di cottura 40 minuti

Porzioni 8

ingredienti

- 1 1/2 tazza di farina per tutti gli usi
- 1/2 cucchiaino di sale
- 1/2 tazza burro vegano
- 2-3 cucchiai di acqua ghiacciata
- 1 cucchiaio di cocco o olio vegetale
- 1/4 tazza cipolla bianca, tritata
- 1 tazza di asparagi freschi, tritati
- 3 cucchiai di pomodori secchi, tritati
- 1 x 14 oz.
- 3 cucchiai di lievito alimentare
- 1 cucchiaio di latte non lattiero-caseario
- 1 cucchiaio di farina per tutti gli usi
- 1 cucchiaino di cipolla macinata disidratata
- 2 cucchiaini di succo di limone fresco
- 1 cucchiaino di senape piccante
- 1/2 cucchiaino di sale marino
- 1/2 cucchiaino di curcuma
- 1/2 cucchiaino di fumo liquido

- 3 cucchiai di basilico fresco, tritato
- 1/3 tazza mozzarella vegana
- Sale e pepe, a piacere

Indicazioni:

1. Preriscaldare il forno a 350 ° F e ungere 4 x 5 " quiche padelle e pop su un lato.

2. Prendi una ciotola media e aggiungi la farina e il sale. Mescolare bene.

3. Quindi tagliare il burro a pezzi e aggiungere alla farina, strofinando nella farina con le dita fino a quando non assomiglia a pangrattato.

4. Aggiungere l'acqua e rotolare insieme.

5. Stendere e posizionare nelle padelle della quiche.

6. Cuocere per 10 minuti, quindi togliere dal forno e pop su un lato.

7. Posizionare una padella a fuoco medio, aggiungere l'olio e quindi aggiungere le cipolle.

8. Tempo di cottura: per cinque minuti fino a quando non è morbido.

9. Getta gli asparagi e i pomodori e il tempo di cottura: per altri 5 minuti. Togliere dal fuoco e scoppiare da un lato.

10. Prendi il tuo robot da cucina e aggiungi il tofu, il lievito nutrizionale, il latte, la farina, le cipolle, la curcuma,

il fumo liquido, il succo di limone e il sale.

11.	Sfrecciare fino a quando liscio e versare in una ciotola.

12.	Aggiungere la miscela di asparagi, il basilico e il formaggio e mescolare bene.

13.	Condire con sale e pepe.

14.	Versare nelle croste di torta e tornare in forno per 15-20 minuti fino a quando non viene impostato e cotto.

15.	Togliere dal forno, lasciare raffreddare per 20 minuti, quindi servire e divertirsi.

nutrizione:

Calorie 175, Grassi Totali 5.1g, Grassi Saturi 2.3g, Colesterolo 1mg, Sodio 286mg, Carboidrati Totali 24.2g, Fibra Alimentare 2.7g, Zuccheri Totali 1.2g, Proteine 9.4g, Calcio 118mg, Ferro 3mg, Potassio 252mg

Smoky Sweet Potato Tempeh Scramble

Tempo di preparazione: 17 minuti

Tempo di cottura 13 minuti

Porzioni 8

ingredienti

- 2 cucchiai di olio d'oliva
- 1 piccola patata dolce, finemente a dadini
- 1 cipolla piccola, a dadini
- 2 spicchi d'aglio tritati
- Confezione da 8 once tempeh, sbriciolato
- 1 piccolo peperone rosso, a dadini
- 1 cucchiaio di salsa di soia
- 1 cucchiaio di cumino macinato
- 1 cucchiaio di paprika affumicata
- 1 cucchiaio di sciroppo d'acero
- Succo di 1/2 limone
- 1 avocado, affettato
- 2 scalogno, tritati
- 4 tortillas
- 2 cucchiai. Salsa piccante

Indicazioni:

1. Posizionare una padella a fuoco medio e aggiungere l'olio.
2. Aggiungere la patata dolce e il tempo di cottura: per

cinque minuti fino a quando non si soffice.

3. Aggiungere la cipolla e il tempo di cottura: per altri cinque minuti fino a quando non sono morbidi.

4. Mescolare l'aglio e il tempo di cottura: per un minuto.

5. Aggiungere tempeh, pepe, soia, cumino, paprika, acero e succo di limone e Cooking Time: per altri due minuti.

6. Servire con gli extra opzionali e poi divertirsi.

nutrizione:

Calorie 200, Grassi Totali 12,3g, Grassi Saturi 2,2g, Colesterolo 0mg, Sodio 224mg, Carboidrati Totali 19g, Fibra Alimentare 3.7g, Zuccheri Totali 6.5g, Proteine 7.5g, Calcio 64mg, Ferro 2mg, Potassio 430mg

Panini alla cannella con glassa di anacardi

Tempo di preparazione: 30 minuti

Tempo di cottura 25 minuti

Porzioni 12

ingredienti

- 3 cucchiai di burro vegano
- 3/4 tazza latte di mandorla non zuccherato
- 1/2 cucchiaino di sale
- 3 cucchiai di zucchero setore
- 1 cucchiaino di estratto di vaniglia
- 1/2 tazza purea di zucca
- 3 tazze farina per tutti gli usi
- 2 1/4 cucchiaino di lievito attivo essiccato
- 3 cucchiai di burro vegano ammorbidito
- 3 cucchiai di zucchero di canna
- 1/2 cucchiaino di cannella
- 1/2 tazza anacardi, imbevuti di 1 ora in acqua bollente
- 1/2 tazza zucchero a velo
- 1 cucchiaino di estratto di vaniglia
- 2/3 tazza latte di mandorla

Indicazioni:

1. Ungere una teglia e scoppiare da un lato.
2. Trova una piccola ciotola, aggiungi il burro e salta nel

microonde per scioglierti.

3. Aggiungere lo zucchero e mescolare bene quindi mettere da parte per raffreddare.

4. Prendi una ciotola grande e aggiungi la farina, il sale e il lievito. Mescolare bene per mescolare insieme.

5. Mettere il burro raffreddato in una brocca, aggiungere la purea di zucca, la vaniglia e il latte di mandorla. Mescolare bene insieme.

6. Versare gli ingredienti umidi nell'asciutto e mescolare bene per combinare.

7. Punta su una superficie piana e impasta per 5 minuti, aggiungendo farina extra se necessario per evitare di attaccare.

8. Torna nella ciotola, copri con un involucro di plastica e salta in frigo durante la notte.

9. La mattina dopo, rimuovere l'impasto dal frigorifero e punzonare con le dita.

10. Utilizzando un mattarello, rotolare per formare un rettangolo da 18", quindi stendere con burro.

11. Trova una piccola ciotola e aggiungi lo zucchero e la cannella. Mescolare bene quindi cospargere con il burro.

12. Arrotolare l'impasto in una grande salsiccia, quindi affettare a sezioni.

13.   Posizionare sulla teglia unta e lasciare in un luogo buio per alzarsi per un'ora.

14.   Preriscaldare il forno a 350 ° F.

15.   Nel frattempo, scola gli anacardi e aggiungili al tuo frullatore. Sfrecciare fino a quando liscio.

16.   Aggiungere lo zucchero e la vaniglia, quindi sfrecciare di nuovo.

17.   Aggiungere il latte di mandorla fino a raggiungere la consistenza desiderata.

18.   Entra nel forno e cuocere per 20 minuti fino a doratura.

19.   Versare la glassa sopra la parte superiore, quindi servire e godere.

nutrizione:

Calorie 226, Grassi Totali 6,5g, Grassi Saturi 3,4g, Colesterolo 0mg, Sodio 113mg, Carboidrati Totali 38g, Fibra Alimentare 1.9g, Zuccheri Totali 11.3g, Proteine 4.9g, Calcio 34mg, Ferro 2mg, Potassio 153mg

No-Bake Chewy Granola Bar

Tempo di preparazione: 10 minuti

Tempo di cottura 10 minuti

Porzioni 8

ingredienti

- 1/4 tazza di olio di cocco
- 1/4 tazza miele o sciroppo d'acero
- 1/4 di cucchiaino di sale
- 1 cucchiaino di estratto di vaniglia
- 1/2 cucchiaino di cardamominuti
- 1/4 di cucchiaino di cannella
- Pizzico di noce moscata
- 1 tazza di avena vecchio stile
- 1/2 tazza mandorle crude a fette
- 1/4 tazza semi di girasole
- 1/4 tazza semi di zucca
- 1 cucchiaio di semi di chia
- 1 tazza di fichi secchi tritati

Indicazioni:

1. Linea una teglia da 6" x 8" con carta pergamena e pop su un lato.
2. Prendi una casseruola e aggiungi olio, miele, sale e spezie.
3. Scoppiare a fuoco medio e mescolare fino a quando non si

scioglie insieme.

4. Ridurre il fuoco, aggiungere l'avena e mescolare per rivestire.

5. Aggiungere i semi, le noci e la frutta secca e mescolare di nuovo.

6. Tempo di cottura: per 10 minuti.

7. Togliere dal fuoco e trasferire la miscela di avena nella padella.

8. Premi verso il basso finché non è imballato.

9. Lasciare raffreddare completamente quindi tagliare in 8 barre.

10.   Servire e divertirsi.

nutrizione:

Calorie 243, Grassi Totali 13,3g, Grassi Saturi 6,7g, Colesterolo 0mg, Sodio 78mg, Carboidrati Totali 30.8g, Fibra Alimentare 4.3g, Zuccheri Totali 21.1g, Proteine 4.2g, Calcio 67mg, Ferro 2mg, Potassio 285mg

Casseruola per la colazione con salsiccia calda e pepe

Tempo di preparazione: 57 minuti

Tempo di cottura 50 minuti

Porzioni 8

ingredienti

- 10 tazza di pane bianco, a cubetti
- 23/4 tazze di acqua ghiacciata
- 1 crema non zuccherata a base vegetale da 1 1/4 tazza
- 2 cucchiai di olio extravergine di oliva
- 3 salsiccia vegana, affettata
- 1 peperone, seminato e tritato
- 1 cipolla media, tritata
- 2 spicchi d'aglio tritati
- 5 tazze di foglie di spinaci
- 1 tazza di parmigiano vegano, grattugiato
- 1 cucchiaino di sale marino macinato, o a piacere
- 1/2 cucchiaino di noce moscata macinata
- 1/2 cucchiaino di pepe nero macinato
- 1 cucchiaio di prezzemolo fresco, tritato
- 1 cucchiaino di rosmarino fresco, tritato
- 1 cucchiaino di timo fresco, tritato
- 1 cucchiaino di origano fresco, tritato
- 1 cucchiaio di burro vegano

Indicazioni:

1. Preriscaldare il forno a 375 ° F e ungere una teglia da 13 " x 8".

2. Prendi una ciotola media e aggiungi l'acqua, il latte e la noce moscata. Sbattere bene fino a quando combinato.

3. Fai scoppiare una padella a fuoco medio e aggiungi l'olio.

4. Aggiungere la salsiccia alla padella e al tempo di cottura: per 8-10 minuti fino a doratura. Rimuovere dalla padella e pop su un lato.

5. Aggiungere le cipolle e il tempo di cottura: per 3 minuti.

6. Aggiungere i peperoni e il tempo di cottura: per 5 minuti.

7. Aggiungere l'aglio, il sale e il pepe e il tempo di cottura: per 2 minuti quindi togliere dalla padella e scoppiare da un lato.

8. Aggiungere gli spinaci alla padella e al tempo di cottura: fino ad appassire.

9. Togliere gli spinaci dalla padella, quindi tritare. Spremere l'acqua.

10.   Prendi la teglia unta e aggiungi metà del pane a cubetti sul fondo.

11.   Aggiungere metà degli spinaci in cima, seguiti da metà degli spinaci e metà della miscela di cipolla e pepe.

12.   Cospargere con metà del parmigiano, quindi

ripetere.

13.   Sbattere di nuovo il composto di uova, quindi versare sopra la casseruola.

14.   Entra nel forno e cuocere per 30 minuti fino a doratura.

15.   Servire e divertirsi.

nutrizione:

Calorie 263, Grassi Totali 8,2g, Grassi Saturi 1g, Colesterolo 0mg,

Sodio 673mg, Carboidrati Totali 31.8g, Fibra Alimentare 3.4g,

Zuccheri Totali 3.6g, Proteine 12.9g, Calcio 239mg, Ferro 3mg,

Potassio 377mg

Toast hummus facile

Tempo di preparazione: 10 minuti

Tempo di cottura 0 minuti

Porzioni 1

ingredienti

- 2 fette di pane di frumento germogliato
- 1/4 tazza hummus
- 1 cucchiaio di semi di canapa
- 1 cucchiaio di semi di girasole tostati non salati

Indicazioni:

1. Inizia tostando il pane.
2. Completa con l'hummus e i semi e poi mangia!

nutrizione:

Calorie 445, Grassi Totali 16,3g, Grassi Saturi 2,2g, Colesterolo 0mg, Sodio 597mg, Carboidrati Totali 54.5g, Fibra Alimentare 10.5g, Zuccheri Totali 6.1g, Proteine 22.6g, Calcio 116mg, Ferro 6mg, Potassio 471mg

Frittata di fagioli Garbanzo soffice

Tempo di preparazione: 20 minuti

Tempo di cottura 7 minuti

Porzioni 2

ingredienti

- 1/4 tazza farina di besan
- 1 cucchiaio di lievito alimentare
- 1/2 cucchiaino di lievito in polvere
- 1/4 di cucchiaino di curcuma
- 1/2 cucchiaino di erba cipollina tritata
- 1/4 di cucchiaino di aglio in polvere
- 1/8 cucchiaino di pepe nero
- 1/2 cucchiaino di sostituitore di uova Ener-G
- 1/4 tazza di acqua
- 1/2 tazza Romaine Leafy Green Fresh Express
- 1/2 tazza Verdure
- 1 cucchiaio di salsa
- 1 cucchiaio di Ketchup
- 1 cucchiaio di salsa piccante
- 1 cucchiaio di prezzemolo

Indicazioni:

1. Prendi una ciotola media e combina tutti gli ingredienti tranne i verdi e le verdure. Lasciare riposare per cinque

40

minuti.

2. Posizionare una padella a fuoco medio e aggiungere l'olio.

3. Versare la pastella nella padella, stendere e tempo di cottura: per 3-5 minuti fino a quando i bordi si allontanano dalla padella.

4. Aggiungi i verdi e le verdure di tua scelta, quindi piega la frittata.

5. Tempo di cottura: per altri 2 minuti quindi pop su un piatto.

6. Servi con il condimento di tua scelta.

7. Servire e divertirsi.

nutrizione:

Calorie 104, Grassi Totali 1,3g, Grassi Saturi 0,2g, Colesterolo 0mg, Sodio 419mg, Carboidrati Totali 17,9g, Fibra Alimentare 4.6g, Zuccheri Totali 4.7g, Proteine 6.6g, Calcio 69mg, Ferro 3mg, Potassio 423mg

Farina d'avena di cardamomo e mirtillo

Tempo di preparazione: 10 minuti

Tempo di cottura 3 minuti

Porzioni 1

ingredienti

- 3/4 tazza avena veloce
- 1 1/4 tazza acqua
- 1/2 tazza latte di mandorla non zuccherato, diviso
- 2 cucchiai di sciroppo d'acero puro
- 1/4 di cucchiaino di cannella
- 1/8 cucchiaino di cardamominuti
- Manciata di noci
- Manciata di ribes essiccato

Indicazioni:

1. Mettere l'acqua in una piccola casseruola e portare a ebollizione.
2. Aggiungere l'avena, mescolare, ridurre il calore a medio e tempo di cottura: per 3 minuti.
3. Aggiungere metà del latte, mescolare di nuovo e cooking time: per altri secondi.
4. Togliere dal fuoco e lasciare riposare per 3 minuti.
5. Trasferire in una ciotola e con gli ingredienti rimanenti.
6. Cospargere con il latte, quindi servire e gustare.

nutrizione:

Calorie 568, Grassi Totali 24,4g, Grassi Saturi 1,9g, Colesterolo 0mg, Sodio 118mg, Carboidrati Totali 77g, Fibra Alimentare 10.4g, Zuccheri Totali 26.8g, Proteine 16.5g, Vitamina D 1mcg, Calcio 263mg, Ferro 5mg, Potassio 651mg

Spread di formaggio di anacardi

Tempo di preparazione: 5 minuti

Tempo di cottura: 0 minuti

Porzioni: 5

ingredienti:

- 1 tazza d'acqua
- 1 tazza di anacardi crudi
- 1 cucchiaino lievito nutrizionale
- 1/2 cucchiaino sale

Facoltativo: 1 cucchiaino di aglio in polvere

Indicazioni:

1. Immergere gli anacardi per 6 ore in acqua.
2. Scolare e trasferire gli anacardi imbevuti in un robot da cucina.
3. Aggiungere 1 tazza d'acqua e tutti gli altri ingredienti e frullare.
4. Per il miglior sapore, servire refrigerato.
5. Divertiti immediatamente o conserva per dopo.

nutrizione:

Calorie 162, Grassi Totali 12,7g, Grassi Saturi 2,5g, Colesterolo 0mg, Sodio 239mg, Carboidrati Totali 9,7g, Fibra Alimentare 1,1g, Zuccheri Totali 1,5g, Proteine 4,6g, Calcio 15mg, Ferro 2mg, Potassio 178

Frullato di burro di arachidi ad alto contenuto proteico

Tempo di preparazione: 3 minuti Porzioni: 2

ingredienti

- 2 tazze di cavolo
- 1 banana
- 2 cucchiai di semi di canapa
- 1 cucchiaio di burro di arachidi
- 2/3 tazza acqua
- 2 tazze di ghiaccio
- 1 tazza di latte di mandorla o anacardi
- 2 cucchiai di cacao in polvere
- 1 scoop Vega vaniglia proteina in polvere

Indicazioni:

1. Fai scoppiare il cavolo e la banana in un frullatore, quindi aggiungi i semi di canapa e il burro di arachidi.
2. Aggiungere il latte, l'acqua e il ghiaccio e frullare fino a quando gli ingredienti non vengono combinati.
3. Aggiungere la proteina in polvere.
4. Versare in bicchieri e servire.

nutrizione:

Calorie 687, Grassi Totali 50,4g, Grassi Saturi 38g, Colesterolo 0mg, Sodio 176mg, Carboidrati Totali 46.5g, Fibra Alimentare 9.9g, Zuccheri Totali 23.7g, Proteine 20.4g, Vitamina D 0mcg,

Calcio 150mg, Ferro 8mg, Potassio 979mg

Frullato di ananas e cavolo

Tempo di preparazione: 3 minuti

Porzioni 2

ingredienti

- 1 tazza yogurt greco

- 1 1/2 tazze ananas a cubetti

- 3 tazze di cavolo bambino

- 1 cetriolo

- 2 cucchiai, semi di canapa

Indicazioni:

1. Fai scoppiare tutto in un frullatore e blitz

2. Versare in bicchieri e servire.

nutrizione:

Calorie 509, Grassi Totali 8,9g, Grassi Saturi 3,3g, Colesterolo 10mg, Sodio 127mg, Carboidrati Totali 87,1g, Fibra Alimentare 10,3g, Zuccheri Totali 55,3g, Proteine 30,6g, Vitamina D 0mcg, Calcio 438mg, Ferro 5mg, Potassio 1068mg

Frullato alla vaniglia e mandorla

Tempo di preparazione: 3 minuti

Porzioni 1

ingredienti

- 2 palline di proteine vegane alla vaniglia in polvere
- 1/2 tazza mandorle
- 1 tazza d'acqua

Indicazioni:

1. Fai scoppiare tutto in un frullatore e blitz
2. Versare in bicchieri e servire.

nutrizione:

Calorie 415, Grassi Totali 33,8g, Grassi Saturi 1,8g, Colesterolo 0mg, Sodio 108mg, Carboidrati Totali 18.2g, Fibra Alimentare 7.9g, Zuccheri Totali 2g, Proteine 42.1g, Vitamina D 0mcg, Calcio 255mg, Ferro 9mg, Potassio 351mg

Frullato Berry Blast

Tempo di preparazione:3minuti Porzioni: 2

ingredienti

- 1 tazza di lamponi
- 1 tazza di mirtilli congelati
- 1 tazza di more congelate
- 1 tazza di latte di mandorla
- 1/4 tazza Yogurt di soia

Indicazioni:

1. Fai scoppiare tutto in un frullatore e blitz
2. Versare in bicchieri e servire.

nutrizione:

Calorie 404, Grassi Totali 30,4g, Grassi Saturi 25,5g, Colesterolo 0mg, Sodio 22mg, Carboidrati Totali 34.5g, Fibra Alimentare 12.5g, Zuccheri Totali 19.6g, Proteine 6.3g, Vitamina D 0mcg, Calcio 112mg, Ferro 4mg, Potassio 581mg

Frullato verdi e bacche

Tempo di preparazione: 3 minuti

Porzioni 2

ingredienti

- 1 tazza bacche congelate
- 1 tazza di cavolo o spinaci
- 3/4 tazza latte mandorla, avena o latte di cocco
- 1/2 cucchiaio di semi di chia

Indicazioni:

1. Fai scoppiare tutto in un frullatore e blitz
2. Versare in bicchieri e servire.

nutrizione:

Calorie 298, Grassi saturi 19,3g, Colesterolo 0mg, Sodio 29mg, Carboidrati totali 20g, Fibra alimentare 7.4g, Zuccheri totali 8g, Proteine 4.7g, Vitamina D 0mcg, Calcio 114mg, Ferro 3mg, Potassio 520mg

Ciotola di quinoa alla banana al burro di arachidi

Tempo di preparazione: 15 minuti

Tempo di cottura: 15 minuti

Porzioni: 1

ingredienti:

- 175ml latte di soia non zuccherato
- 85g quinoa crudo
- 1/2 cucchiaino di cannella ceylon
- 10g di semi di chia
- 30g di burro di arachidi biologico
- 30ml latte di mandorle non zuccherato
- 10g cacao crudo in polvere
- 5 gocce di stevia liquida
- 1 piccola banana, sbucciata, affettata

Indicazioni:

1. In una casseruola, portare a ebollizione latte di soia, quinoa e cannella di Ceylon.

2. Ridurre il calore e cuocere a fuoco lento per 15 minuti.

3. Togliere dal fuoco e mescolare i semi di Chia. Coprire la casseruola con coperchio e mettere da parte per 15 minuti.

4. Nel frattempo, burro di arachidi al microonde e latte di mandorla per 30 secondi in alto. Rimuovere e mescolare

fino a colare. Ripetere il processo, se necessario.

5. Mescolare in polvere di cacao crudo e Stevia.

6. Per servire; soffice la quinoa con forchetta e trasferimento in una ciotola.

7. Top con banana a fette.

8. Versare la quinoa con burro di arachidi.

9. servire.

nutrizione:

Calorie 718

Grasso totale 29.6g

Carboidrati totali 90.3g

Fibra alimentare 17.5g

Totale Zuccheri 14,5g

Proteine 30.4g

Frittelle di zucca arancione

Tempo di preparazione: 10 minuti

Tempo di cottura: 15 minuti

Porzioni: 4

ingredienti:

- 10g farina di lino macinato
- 45ml di acqua
- 235ml latte di soia non zuccherato
- 15ml succo di limone
- 60g di farina di grano saraceno
- 60g di farina multiuso '
- 8g lievito in polvere, senza alluminio
- 2 cucchiaini di scorza d'arancia finemente grattugiata
- 25g semi di chia bianca
- 120g di purea di zucca biologica (o semplicemente cuocere la zucca e purea la carne
- 30ml olio di cocco fuso e raffreddato
- Pasta di vaniglia da 5 ml
- Sciroppo d'acero puro da 30 ml

Indicazioni:

1. Unire il farina di lino macinato con l'acqua in una piccola ciotola. Mettere da parte per 10 minuti.
2. Unire il latte di mandorla e l'aceto di sidro in una ciotola

media. Mettere da parte per 5 minuti.

3. In una grande ciotola separata, unire la farina di grano saraceno, la farina per tutti gli usi, il lievito in polvere, la scorza d'arancia e i semi di chia.

4. Versare il latte di mandorla, insieme a purea di zucca, olio di cocco, vaniglia e sciroppo d'acero.

5. Sbattere insieme fino ad avere una pastella liscia.

6. Scaldare la padella antiaderente di grandi dimensioni a fuoco medio-alto. Spazzolare delicatamente la padella con un po 'di olio di cocco.

7. Versare 60 ml di pastella nella padella. Tempo di cottura: il pancake per 1 minuto, o fino a quando le bolle appaiono sulla superficie.

8. Sollevare delicatamente il pancake con una spatola e capovolgere.

9. Tempo di cottura: 1 minuto e mezzo in più. Far scorrere il pancake su un piatto. Ripetere con la pastella rimanente.

10. Servire caldo.

nutrizione:

Calorie 301

Grasso totale 12.6g

Carboidrati totali 41.7g

Fibra alimentare 7.2g

Totale Zuccheri 9.9g

Proteine 8.1g

Frullato cantalupo refrigerato

Tempo di preparazione: 10 minuti

Porzioni 2

ingredienti:

- 1 1/2 tazze cantalupo, a dadini
- 2 Cucchiaio da tavola concentrato di succo d'arancia congelato
- 1/4 tazza vino bianco
- 2 cubetti di ghiaccio
- 1 Cucchiaio da tavola succo di limone
- 1/2 tazza Foglie di menta, per guarnire

Indicazioni:

1. Frullare tutti gli ingredienti per creare una miscela liscia.
2. Completa con foglie di menta e servi.

nutrizione:

Calorie 349, Grassi Totali 13,1g, Grassi Saturi 11,3g, Colesterolo 0mg, Sodio 104mg, Carboidrati Totali 50.5g, Fibra Alimentare 5.5g, Zuccheri Totali 46.4g, Proteine 6.5g, Vitamina D 0mcg, Calcio 117mg, Ferro 5mg, Potassio 1320mg

Fette di patate dolci con frutta

Tempo di preparazione: 10 minuti

Tempo di cottura: 10 minuti

Porzioni: 2

ingredienti:

La base:

- 1 patata dolce

Topping:

- 60g di burro di arachidi biologico
- Sciroppo d'acero puro da 30 ml
- 4 albicocche secche, affettate
- 30g di lamponi freschi

Indicazioni:

1. Sbucciare e tagliare la patata dolce a fette spesse 1/2 cm.
2. Mettere le fette di patate in un tostapane in alto per 5 minuti. Tosta le patate dolci DUE VOLTE.
3. Disporre fette di patate dolci su un piatto.
4. Stendere il burro di arachidi su fette di patate dolci.
5. Versare lo sciroppo d'acero sul burro.
6. Completa ogni fetta con una quantità uguale di albicocche affettate e lamponi.
7. servire.

nutrizione:

Calorie 300

Grasso totale 16.9g

Carboidrati totali 32.1g

Fibra alimentare 6.2g

Totale zuccheri 17,7 g

Proteine 10.3g

Frullato Choc-Banana

Tempo di preparazione:3minuti Porzioni: 2

ingredienti

- 1 banana
- 2 cucchiai di semi di canapa
- 2/3 tazza acqua
- 2 tazze di ghiaccio
- 1 tazza di latte di mandorla o anacardi
- 2 scoop Polvere proteica al cioccolato vegano
- 2 cucchiai di cacao in polvere

Indicazioni:

1. Fai scoppiare tutto in un frullatore e blitz
2. Versare in bicchieri e servire.

nutrizione:

Calorie 676, Grassi Totali 52,3g, Grassi Saturi 38,1g, Colesterolo 0mg, Sodio 46mg, Carboidrati Totali 41.6g, Fibra Alimentare 8.7g, Zuccheri Totali 25.2g, Proteine 22.4g, Vitamina D 0mcg, Calcio 80mg, Ferro 6mg, Potassio 528mg

Spinaci Tofu Scramble con Panna Acida

Tempo di preparazione: 10 minuti

Tempo di cottura: 15 minuti

Porzioni: 2

ingredienti:

Panna acida:

- 75g anacardi crudi, imbevuti durante la notte
- 30ml succo di limone
- 5g lievito alimentare
- 60ml di acqua
- 1 buon sale pizzico

Scramble tofu:

- 15ml di olio d'oliva
- 1 cipolla piccola, a dadini
- 1 spicchio d'aglio, tritato
- 400 tofu fermo, pressato, sbriciolato
- 1/2 cucchiaino di cumino macinato
- 1/2 cucchiaino di curry in polvere
- 1/2 cucchiaino di curcuma
- 2 pomodori, a dadini
- 30g di spinaci per bambini
- Sale, a piacere

Indicazioni:

1. Preparare la crema acida di anacardi; sciacquare e scolare gli anacardi imbevuti.

2. Metti gli anacardi, il succo di limone, il lievito nutrizionale, l'acqua e il sale in un robot da cucina.

3. Frullare in alto fino a quando liscio, per 5-6 minuti.

4. Trasferire in una ciotola e mettere da parte.

5. Fai strapazzarsi il tofu; scaldare l'olio d'oliva in una padella.

6. Aggiungere cipolla e tempo di cottura: 5 minuti su medio-alto.

7. Aggiungere l'aglio e il tempo di cottura: mescolando, per 1 minuto.

8. Aggiungere il tofu sbriciolato e mescolare per rivestire con olio.

9. Aggiungere il cumino, il curry e la curcuma. Tempo di cottura: il tofu per 2 minuti.

10. Aggiungere i pomodori e il tempo di cottura: per 2 minuti.

11. Aggiungere gli spinaci e cuocere, snodiando fino a quando non sono completamente appassiti, circa 1 minuto.

12. Trasferire la corsa del tofu sul piatto.

13. Completa con una crema acida e servi.

nutrizione:

Calorie 411

Grasso totale 26.5g

Carboidrati totali 23.1g

Fibra alimentare 5.9g

Totale Zuccheri 6.3g

Proteine 25g

Avena chia notturna

Tempo di preparazione: 15 minuti + tempo inattivo

Tempo di cottura: 20 minuti

Porzioni: 4

ingredienti:

- 470 ml di latte di soia pieno di grassi
- Avena arrotolata vecchio stile da 90 g
- 40g di semi di chia
- Sciroppo d'acero puro da 15 ml
- 25g pistacchi schiacciati
- Confettura di mora:
- 500g di more
- 45ml sciroppo d'acero puro
- 30ml di acqua
- 45g di semi di chia
- 15ml succo di limone

Indicazioni:

1. Fare l'avena; in una grande ciotola, unire latte di soia, avena, semi di chia e sciroppo d'acero.
2. Coprire e refrigerare durante la notte.
3. Fai la marmellata; unire more, sciroppo d'acero e acqua in una casseruola.
4. Cuocere a fuoco medio per 10 minuti.

5. Aggiungere i semi di chia e cuocere a fuoco lento le more per 10 minuti.

6. Togliere dal fuoco e mescolare il succo di limone. Schiacciare le more con una forchetta e mettere da parte per raffreddare.

7. Assemblate; dividere la farina d'avena tra quattro ciotole da portata.

8. Top con ogni ciotola con marmellata di mora.

9. Cospargere di pistacchi prima di servire.

nutrizione:

Calorie 362

Grasso totale 13.4g

Carboidrati totali 52.6g

Fibra alimentare 17.4g

Totale zuccheri 24,6 g

Proteine 12.4g

Porridge di Amaranto Quinoa

Tempo di preparazione: 5 minuti

Tempo di cottura: 35 minuti

Porzioni: 2

ingredienti:

- 85g di quinoa
- 70g di amaranto
- 460ml di acqua
- 115ml latte di soia non zuccherato
- 1/2 cucchiaino di pasta di vaniglia
- 15g di burro di mandorle
- Sciroppo d'acero puro da 30 ml
- 10g di semi di zucca crudi
- 10g di semi di melograno

Indicazioni:

1. Combina quinoa, amaranto e acqua.
2. Portare a ebollizione a fuoco medio-alto.
3. Ridurre il fuoco e cuocere a fuoco lento i grani, mescolando di tanto in tanto, per 20 minuti.
4. Mescolare il latte e lo sciroppo d'acero.
5. Cuocere a fuoco lento per 6-7 minuti. Togliere dal fuoco e mescolare in vaniglia e burro di mandorle.
6. Lasciare riposare la miscela per 5 minuti.

7. Dividere il porridge tra due ciotole.

8. Top con semi di zucca e semi di melograno.

9. servire.

nutrizione:

Calorie 474

Grasso totale 13.3g

Carboidrati totali 73.2g

Fibra alimentare 8.9g

Totale Zuccheri 10g

Proteine 17.8g

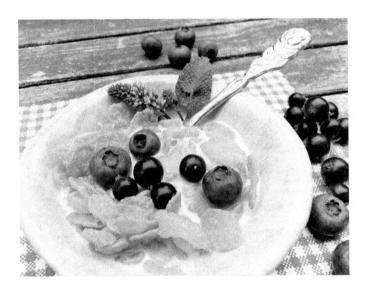

Muffin di lenticchie di cacao

Tempo di preparazione: 10 minuti

Tempo di cottura: 15 minuti

Porzioni: 12 muffin (2 per porzione

ingredienti:

- 195g di lenticchie rosse cotte
- 50ml olio di cocco fuso
- 45ml sciroppo d'acero puro
- 60ml latte di mandorle non zuccherato
- 60ml di acqua
- 60g cacao crudo in polvere
- 120g di farina integrale
- 20g farina di arachidi
- 10g lievito in polvere, privo di alluminio
- 70g Gocce di cioccolato vegane

Indicazioni:

1. Preriscaldare il forno a 200C/400F.
2. Linea stagno muffin a 12 fori con custodie di carta.
3. Mettere le lenticchie rosse cotte in un frullatore di cibo. Frullare in alto fino a quando liscio.
4. Trasferire la purea di lenticchie in una grande ciotola.
5. Mescolare l'olio di cocco, lo sciroppo d'acero, il latte di mandorla e l'acqua.

6. In una ciotola separata, sbattere cacao in polvere, farina integrale, farina di arachidi e lievito in polvere.

7. Piegare gli ingredienti liquidi e mescolare fino a quando non è appena combinato.

8. Aggiungere le gocce di cioccolato e mescolare fino a incorporarlo.

9. Dividere la pastella tra 12 custodie di carta.

10. Toccare delicatamente la latta di muffin sul bancone della cucina per rimuovere l'aria.

11. Cuocere i muffin per 15 minuti.

12. Muffin freddi su una griglia.

13. servire.

nutrizione:

Calorie 372

Grasso totale 13,5 g

Carboidrati totali 52.7g

Fibra alimentare 12.9g

Totale Zuccheri 13g

Proteine 13.7g

Colazione Avena Brownies

Tempo di preparazione: 10 minuti

Tempo di cottura: 40 minuti

Porzioni: 10 fette (2 per porzione

ingredienti:

- 180g di avena arrotolata vecchio stile
- 80g di farina di arachidi
- 30g di farina di ceci
- 25g farina di semi di lino
- 5g lievito in polvere, privo di alluminio
- 1/2 cucchiaino di bicarbonato di sodio
- Pasta di vaniglia da 5 ml
- 460ml latte di soia alla vaniglia non zuccherato
- 80g di salsa di mele biologica
- 55g purea di zucca biologica
- 45g di burro di arachidi biologico
- Estratto di stevia liquida da 5 ml
- 25g mandorle vivete

Indicazioni:

1. Preriscaldare il forno a 180C/350F.
2. Teglia linea 18cm con carta pergamena, lasciando lati strapiombanti.
3. In una grande ciotola, unire avena, farina di arachidi, farina

di ceci, semi di lino, lievito in polvere e bicarbonato di sodio.

4. In una ciotola separata, sbattere insieme pasta di vaniglia, latte di soia, salsa di mele. Purea di zucca, burro di arachidi e stevia.

5. Piegare gli ingredienti liquidi in quelli secchi e mescolare fino a quando non sono incorporati.

6. Versare la pastella nella teglia preparata.

7. Cospargere uniformemente con mandorle vive.

8. Cuocere i brownies d'avena per 40 minuti.

9. Togliere dal forno e mettere da parte per raffreddare.

10. Affettare e servire.

nutrizione:

Calorie 309

Grasso totale 15.3g

Carboidrati totali 32.2g

Fibra alimentare 9.2g

Totale Zuccheri 9.1g

Proteine 13.7g

Crepes di ceci con funghi e spinaci

Tempo di preparazione: 20 minuti + tempo inattivo

Tempo di cottura: 15 minuti

Porzioni: 4

ingredienti:

Crepes:

- 140g di farina di ceci

- 30g di farina di arachidi

- 5g lievito alimentare

- 5g curry in polvere

- 350ml di acqua

- Sale, a piacere

Riempimento:

- 10ml di olio d'oliva

- 4 tappi di funghi portabella, affettati sottilmente

- 1 cipolla, affettata sottilmente

- 30g di spinaci per bambini

- Sale e pepe, a piacere

Mayo vegano:

- Aquafaba da 60 ml

- 1/8 cucchiaino di crema di tartaro

- 1/4 cucchiaino di senape secca in polvere

- 15ml succo di limone
- 5ml aceto di sidro crudo
- Sciroppo d'acero da 15 ml
- Olio di avocado da 170 ml
- Sale, a piacere

Indicazioni:

1. Fare la mayo; unire aquafaba, crema di tartaro, senape in polvere. Succo di limone, aceto di sidro e sciroppo d'acero in una ciotola.
2. Batti con un mixer a mano per 30 secondi.
3. Impostare il mixer alla massima velocità. Versare in olio di avocado e battere per 10 minuti o fino ad avere una miscela che assomiglia alla maionese.
4. Di voi vuole più pallido (nel colore mayoadd più succo di limone.
5. Condire con sale e conservare in frigorifero per 1 ora.
6. Fare le crepes; unire farina di ceci, farina di arachidi, lievito alimentare, curry in polvere, acqua e sale a piacere in un frullatore alimentare.
7. Frullare fino a quando liscio.
8. Scaldare la padella antiaderente di grandi dimensioni a fuoco medio-alto. Spruzzare la padella con dell'olio da cucina.

9. Versare 1/4 tazza della pastella nella padella e con un movimento vorticoso distribuire pastella su tutto il fondo padella.

10. Tempo di cottura: la crepe per 1 minuto per lato. Far scorrere la crepe su un piatto e tenersi al caldo.

11. Fare il ripieno; scaldare l'olio d'oliva in una padella a fuoco medio-alto.

12. Aggiungere funghi e cipolla e tempo di cottura: per 6-8 minuti.

13. Aggiungere spinaci e toss fino ad appassire, per 1 minuto.

14. Condire con sale e pepe e trasferire in una grande ciotola.

15. Piegare in mayo vegano preparato.

16. Stendere la miscela preparata su crepes di ceci. Piegare delicatamente e servire.

nutrizione:

Calorie 428

Grasso totale 13.3g

Carboidrati totali 60.3g

Fibra alimentare 18.5g

Totale zuccheri 13,2 g

Proteine 22.6g

Colazione messicana

Tempo di preparazione: 10 minuti

Tempo di cottura: 10 minuti

Porzioni: 4

ingredienti:

- 170g pomodorini, dimezzati
- 1 cipolla rossa piccola, tritata
- 25ml succo di lime
- 50ml di olio d'oliva
- 1 spicchio d'aglio, tritato
- 1 cucchiaino di fiocchi di peperoncino rosso
- 1 cucchiaino di cumino macinato
- 700g lattine di fagioli neri* (o fagioli cotti), risciacquate
- 4 fette di pane integrale
- 1 avocado, pelato, snocciolato
- Sale, a piacere

Indicazioni:

1. Unire pomodori, cipolla, succo di lime e olio d'oliva da 15 ml in una ciotola.
2. Condire a piacere e mettere da parte.
3. Scaldare 2 cucchiai di olio d'oliva in una padella.
4. Aggiungere cipolla e tempo di cottura: 4 minuti a fuoco

medio-alto.

5. Aggiungere aglio e tempo di cottura: mescolando per 1 minuto.

6. Aggiungere fiocchi di peperoncino rosso e cumino. Tempo di cottura: per 30 secondi.

7. Aggiungere fagioli e tempo di cottura: tossare delicatamente per 2 minuti.

8. Mescolare 3/4 della miscela di pomodoro e condire a piacere.

9. Togliere dal fuoco.

10. Affettare l'avocado molto sottile.

11. Stendere la miscela di fagioli su fette di pane. Top con pomodoro rimanente e avocado a fette.

12. servire.

nutrizione:

Calorie 476

Grasso totale 21.9g

Carboidrati totali 52.4g

Fibra alimentare 19.5g

Totale Zuccheri 5.3g

Proteine 17.1g

Ciotola per la colazione Goji

Tempo di preparazione: 10 minuti

Porzioni: 2

ingredienti:

- 15g di semi di chia
- 10g di grano saraceno
- 15g semi di canapa
- 20g bacche di Goji
- 235mml latte di soia alla vaniglia

Indicazioni:

1. Combina scichero, grano saraceno, semi di canapa e bacche di Goji in una ciotola.
2. Scaldare il latte di soia in una casseruola fino a quando non iniziare a cuocere a fuoco lento.
3. Versare il latte sui "cereali".
4. Lasciare riposare i cereali per 5 minuti.
5. servire.

nutrizione:

Calorie 339

Grasso totale 14.3g

Carboidrati totali 41.8g

Fibra alimentare 10.5g

Totale Zuccheri 20g

Proteine 13.1g

Frullato di caffè dolce e cacao

Tempo di preparazione: 3 minuti

Porzioni 2

ingredienti

- 2 cucchiaino caffè
- 1/2 a Banana
- 1 tazza Latte di mandorla
- 1 cucchiaino burro di anacardi
- 2 cucchiaino cacao in polvere
- 1 cucchiaino sciroppo d'acero
- 1 scoop di proteine vegane in polvere
- 1/2 tazza Cioccolato

Indicazioni:

1. Fai scoppiare tutto in un frullatore e blitz
2. Versare in bicchieri e servire.

nutrizione:

Calorie 614, Grassi Totali 43,2g, Grassi Saturi 34,6g, Colesterolo 10mg, Sodio 146mg, Carboidrati Totali 44.7g, Fibra Alimentare 5.4g, Zuccheri Totali 31.2g, Proteine 17.6g, Vitamina D 0mcg, Calcio 104mg, Ferro 4mg, Potassio 614mg

Frullato di cioccolato cremoso

Tempo di preparazione: 10 minuti

Porzioni 2

ingredienti:

- 2 banane mature congelate, tritate
- 1/3 tazza fragole congelate
- 2 cucchiai di cacao in polvere
- 2 cucchiai di burro di mandorle salate
- 2 tazze latte di mandorla alla vaniglia non zuccherato
- 1 trattino Stevia o nettare di agave
- 1/3 tazza di ghiaccio

Indicazioni:

1. Aggiungere tutti gli ingredienti in un frullatore e frullare fino a quando liscio.
2. Eserti e servire.

nutrizione:

Calorie 272, Grassi Totali 14,3g, Grassi Saturi 1,5g, Colesterolo 0mg, Sodio 315mg, Carboidrati Totali 37g, Fibra Alimentare 7.3g, Zuccheri Totali 16.8g, Proteine 6.2g, Vitamina D 2mcg, Calcio 735mg, Ferro 2mg, Potassio 732mg

Frullato kale nascosto

Tempo di preparazione: 5 minuti

Porzioni 2

ingredienti:

- 1 banana di media maturazione, sbucciata e affettata
- 1/2 tazza bacche miste congelate
- 1 cucchiaio di semi di canapa hulli
- 2 tazze di cavolo congelato o fresco
- 2/3 tazza succo di melograno al 100%
- 2 1/4 tazze acqua filtrata

Indicazioni:

1. Aggiungere tutti gli ingredienti in un frullatore e frullare fino a quando liscio.
2. Eserti e servire.

nutrizione:

Calorie 164, Grassi Totali 2g, Grassi Saturi 0,2g, Colesterolo 0mg, Sodio 51mg, Carboidrati Totali 34.2g, Fibra Alimentare 3.9g, Zuccheri Totali 17.7g, Proteine 4.1g, Vitamina D 0mcg, Calcio 124mg, Ferro 2mg, Potassio 776mg

Frullato proteico di mirtillo

Tempo di preparazione: 5 minuti

Porzioni 1

ingredienti:

- 1/2 tazza ricotta
- 3 cucchiai di proteine vanigliate in polvere
- 1/2 tazza mirtilli congelati
- 1/2 cucchiaino estratto d'acero
- 1/4 cucchiaino estratto di vaniglia
- 2 cucchiaino farina di semi di lino
- Dolcificante, scelta
- 10-15 cubetti di ghiaccio
- 1/4 tazza di acqua

Indicazioni:

1. Aggiungere tutti gli ingredienti in un frullatore e frullare fino a quando liscio.
2. Eserti e servire.

nutrizione:

Calorie 559, Grassi Totali 4.2g, Grassi Saturi 1.9g, Colesterolo 14mg, Sodio 659mg, Carboidrati Totali 31.1g, Fibra Alimentare 4.5g, Zuccheri Totali 20.7g, Proteine 98g, Vitamina D 0mcg, Calcio 518mg, Ferro 3mg, Potassio 676mg

Frullato al lime al lampone

Tempo di preparazione: 5 minuti

Porzioni 2

ingredienti:

- 1 tazza d'acqua
- 1 tazza di lamponi freschi o surgelati
- 1 grande banana congelata
- 2 cucchiai di succo fresco, lime
- 1 cucchiaino olio, cocco
- 1 cucchiaino agave

Indicazioni:

1. In un frullatore mettere tutti gli ingredienti e frullare fino a quando liscio.
2. Eserti e servire

nutrizione:

Calorie 227,Grassi totali 4g, Grassi saturi 1,3g, Colesterolo 0mg, Sodio 7mg, Carboidrati totali 47.8g, Fibra alimentare 6g, Zuccheri totali 40.7g, Proteine 0.9g, Vitamina D 0mcg, Calcio 22mg, Ferro 1mg, Potassio 144

Frullato mostro menta piperita

Tempo di preparazione: 5 minuti

Porzioni 1

ingredienti:

- 1 grande banana congelata, sbucciata
- 1 1/2 tazze latte non lattiero-caseario
- Una manciata di foglie di menta fresca, steli rimossi
- 1-2 manciate di spinaci

Indicazioni:

1. Aggiungere tutti gli ingredienti in un frullatore e frullare fino a quando liscio.
2. Eserti e servire

nutrizione:

Calorie 799, Grassi totali 28,1g, Grassi saturi 16,7g, Colesterolo 110mg, Sodio 645mg, Carboidrati totali 98,4g, Fibra alimentare 4,5g, Zuccheri totali 77,2g, Proteine 46,2g, Vitamina D 7mcg, Calcio 1634mg, Ferro 2mg, Potassio 1366mg

Incredibile frullato di mirtillo

Tempo di preparazione: 5 minuti

Porzioni 2

ingredienti:

- 1/2 avocado
- 1 tazza di mirtilli congelati
- 1 tazza di spinaci crudi
- 1/4 cucchiaino sale marino
- 1 tazza di soia
- 1 banana congelata

Indicazioni:

1. Frullare il tutto in un potente frullatore fino ad avere un frullato liscio e cremoso.
2. Goditi il tuo frullato sano e inizia la mattinata con una nuova nota!

nutrizione:

Calorie 269, Grassi Totali 12,3g, Grassi Saturi 2,3g, Colesterolo 0mg, Sodio 312mg, Carboidrati Totali 37.6g, Fibra Alimentare 8.2g, Zuccheri Totali 22.9g, Proteine 6.4g, Vitamina D 0mcg, Calcio 52mg, Ferro 3mg, Potassio 528mg

Il frullato 'Green Machine'

Tempo di preparazione: 3 minuti

Porzioni 2

ingredienti

- 1 tazza di spinaci
- 1/2 tazza broccoli
- 2 Bastoncini di sedano
- 4 cucchiai di cocco essiccato
- 1 banana
- 1 scoop vegano polvere proteica non infiammata
- 1 tazza di latte di mandorla
- 1 tazza d'acqua

Indicazioni:

1. Fai scoppiare tutto in un frullatore e blitz
2. Versare in bicchieri e servire.

nutrizione:

Calorie 780, Grassi Totali 66,5g, Grassi Saturi 57,9g, Colesterolo 0mg, Sodio 224mg, Carboidrati Totali 38.8g, Fibra Alimentare 15g, Zuccheri Totali 18.4g, Proteine 19.6g, Vitamina D 0mcg, Calcio 82mg, Ferro 5mg, Potassio 1108mg

Frullato Go-Green

Tempo di preparazione: 5 minuti

Porzioni 1

ingredienti:

- 2 cucchiai, burro naturale di anacardi
- 1 banana matura
- 2/3 tazza, cocco non zuccherato
- 1/2 tazza cavolo

Indicazioni:

1. Metti tutto all'interno di un potente frullatore.
2. Frullare fino ad avere un frullato liscio e cremoso.
3. Goditi il tuo speciale frullato verde.

nutrizione:

Calorie 500, Grassi Totali 33,2g, Grassi Saturi 18,9g, Colesterolo 0mg, Sodio 161mg, Carboidrati Totali 48.6g, Fibra Alimentare 10.4g, Zuccheri Totali 19.8g, Proteine 9.1g, Vitamina D 0mcg, Calcio 72mg, Ferro 9mg, Potassio 777mg

Frullato verde banana

Tempo di preparazione: 5 minuti

Porzioni 1

ingredienti:

- 1 tazza di acqua di cocco
- 3/4 tazza latte a base vegetale
- 1/4 cucchiaino estratto di vaniglia
- 1 tazza ammassata di spinaci imballati liberamente
- 2-3 tazze banane congelate, affettate

Indicazioni:

Frullare tutto fino a quando liscio e servire.

nutrizione:

Calorie 364, Grassi Totali 4.8g, Grassi Saturi 2.6g, Colesterolo 15mg, Sodio 111mg, Carboidrati Totali 78g, Fibra Alimentare 8g, Zuccheri Totali 45.1g, Proteine 9.6g, Vitamina D 1mcg, Calcio 257mg, Ferro 1mg, Potassio 1241mg

Frullato di caffè alla cannella

Tempo di preparazione: 5 minuti

Porzioni 2

ingredienti:

- 1 tazza di caffè raffreddato, regolare o decaffeinato
- 1/4 tazza latte di mandorla o non latticini
- Qualche pizzico di cannella
- 2 cucchiai di semi di canapa
- Splash estratto di vaniglia
- 2 banane congelate, affettate in monete
- Manciata di ghiaccio

Indicazioni:

1. Raffreddare un caffè in un contenitore sigillato per un paio d'ore (o durante la notte prima di preparare questo frullato o essere pronti a usare più ghiaccio.

2. Aggiungere il latte non lattiero-caseario, la cannella, la vaniglia e i semi di canapa a un frullatore e frullare fino a quando liscio. Aggiungere il caffè e tagliare le banane e continuare a frullare fino a quando liscio.

3. Aggiungere il ghiaccio e continuare a frullare in alto fino a quando non rimangono grumi. Assaggia la dolcezza e aggiungi la tua alternativa preferita allo zucchero a base vegetale o allo zucchero.

4. Trasferimento in un bicchiere e servire.

nutrizione:

Calorie 197, Grassi Totali 6,4g, Grassi Saturi 0,6g, Colesterolo 0mg, Sodio 5mg, Carboidrati Totali 31.3g, Fibra Alimentare 5.2g, Zuccheri Totali 15.8g, Protein 4g, Vitamina D 0mcg, Calcio 53mg, Ferro 1mg, Potassio 582mg

Frullato arancione

Tempo di preparazione: 5 minuti

Porzioni 2

ingredienti:

- 1 tazza fette d'arancia
- 1 tazza di pezzi di mango
- 1 tazza fragole, tritate
- 1 tazza di acqua di cocco
- Pizzicare lo zenzero appena grattugiato
- 1-2 tazze ghiaccio schiacciato

Indicazioni:

Metti tutto in un frullatore, mescola e servi.

nutrizione:

Calorie 269, Grassi Totali 12,3g, Grassi Saturi 2,3g, Colesterolo 0mg, Sodio 312mg, Carboidrati Totali 37.6g, Fibra Alimentare 8.2g, Zuccheri Totali 22.9g, Proteine 6.4g, Vitamina D 0mcg, Calcio 52mg, Ferro 3mg, Potassio 528mg

Frullato di curcuma

Tempo di preparazione: 5 minuti

Porzioni 2

ingredienti:

- 2 tazze latte non lattiero-caseario come cocco, mandorla
- 2 banane medie, congelate
- 1 tazza di mango, congelato
- 1 cucchiaino curcuma, macinato grattugiato, sbucciato
- 1 cucchiaino zenzero fresco, grattugiato, sbucciato
- 1 cucchiaio di semi di chia
- 1/4 cucchiaino estratto di vaniglia
- 1/4 cucchiaino cannella, macinata
- 1 pizzico pepe, macinato

Indicazioni:

Frullare tutti gli ingredienti in un frullatore e servire

nutrizione:

Calorie 785, Grassi Totali 62,4g, Grassi Saturi 51,5g, Colesterolo 0mg, Sodio 41mg, Carboidrati Totali 60,2g, Fibra Alimentare 15g, Zuccheri Totali 33,9g, Proteine 10g, Vitamina D 0mcg, Calcio 149mg, Ferro 6mg, Potassio 1292mg

Frullato molto bacche

Tempo di preparazione: 5 minuti

Porzioni 2

ingredienti:

- 2 tazze, latte a base vegetale
- 2 tazze, bacche congelate o fresche
- 1/2 tazza Banane mature congelate
- 2 cucchiaini, semi di lino
- 1/4 cucchiaino, Vaniglia
- 1/4 cucchiaino, Cannella

Indicazioni:

1. Mescolare latte, semi di lino e frutta. Frullare in un frullatore ad alta potenza.
2. Aggiungere cannella e vaniglia. Frullare fino a quando liscio.
3. Servi e divertiti!

nutrizione:

Calorie 269, Grassi Totali 12,3g, Grassi Saturi 2,3g, Colesterolo 0mg, Sodio 312mg, Carboidrati Totali 37.6g, Fibra Alimentare 8.2g, Zuccheri Totali 22.9g, Proteine 6.4g, Vitamina D 0mcg, Calcio 52mg, Ferro 3mg, Potassio 528mg

Coco Loco Smoothie

Tempo di preparazione: 5 minuti

Porzioni: 2

ingredienti

- Latte di cocco: 1 tazza
- Cimette di cavolfiore congelate: 1/2 tazza
- Cubetti di mango congelati: 1 tazza
- Burro di mandorle: 1 cucchiaio

Indicazioni:

1. Aggiungere tutti gli ingredienti al frullatore
2. Frullare ad alta velocità per renderlo liscio

nutrizione:

Carboidrati: 18,2 g

Proteine: 10,2 g

Grassi: 27,0 g

Calorie: 309 Kcal

Frullato di carota cremoso

Tempo di preparazione: 5 minuti

Porzioni: 4

ingredienti

- Latte di mandorla: 2 tazze
- Prugne: 60 g
- Banana: 1
- Carote: 150 g
- Noci: 30 g
- Cannella macinata:1/2 cucchiaino
- Estratto di vaniglia:1 cucchiaino
- Noce moscata macinata:1/4 cucchiaino

Indicazioni:

1. Aggiungere tutti gli ingredienti al frullatore
2. Frullare ad alta velocità per renderlo liscio

nutrizione:

Carboidrati: 14,9 g

Proteine: 3 g

Grassi: 4,5 g

Calorie: 103 Kcal

Frullato di zucca

Tempo di preparazione: 5 minuti

Porzioni 2

ingredienti:

- 1 tazza di latte non zuccherato non lattiero-caseario
- 2 banane medie, sbucciate e tagliate a quarti e congelate
- 2 date medjool, snocciolato
- 1 tazza di purea di zucca, in scatola o fresca
- 2 tazze cubetti di ghiaccio
- 1/4 cucchiaino cannella
- 2 cucchiai di semi di lino macinati
- 1 cucchiaino spezie di zucca

Indicazioni:

Frullare tutti gli ingredienti in un frullatore e servire.

nutrizione:

Calorie 272, Grassi Totali 5.6g, Grassi Saturi 2.2g, Colesterolo 10mg, Sodio 75mg, Carboidrati Totali 51.9g, Fibra Alimentare 9.5g,Zuccheri Totali 29.4g, Proteine 8.2g, Vitamina D 1mcg, Calcio 204mg, Ferro 4mg,Potassio 865mg

Frullato al cioccolato da dasto

Tempo di preparazione: 5 minuti

Porzioni: 2

ingredienti

- Cacao in polvere non zuccherato: 2 cucchiai
- Latte di noci non zuccherato: 2 tazze
- Burro di mandorle: 2 cucchiai
- Datteri secchi: 4 snocciolato
- Banane congelate: 2 medie
- Cannella macinata: 1/4 cucchiaino

Indicazioni:

1. Aggiungere tutti gli ingredienti al frullatore
2. Frullare per formare una consistenza uniforme

nutrizione:

Carboidrati: 72,1 g

Proteine: 8 g

Grassi: 12,7 g

Calorie: 385 Kcal

Smoothie al pistacchio di banana data

Tempo di preparazione: 5 minuti

Porzioni: 4

ingredienti

- Pistacchi: 1 tazza
- Zucca cruda:175 g
- Chiodi di garofano:1
- Noce moscata:1/8 cucchiaino
- Date: 4
- Banana:1
- Zenzero macinato:1/8 cucchiaino
- Cannella macinata:1 cucchiaino
- Latte di anacardio:500 ml
- *Ghiaccio:* secondo le tue esigenze

Indicazioni:

1. Aggiungere tutti gli ingredienti al frullatore
2. Frullare ad alta velocità per renderlo liscio

nutrizione:

Carboidrati: 32,9 g

Proteine: 9,7 g

Grassi: 15 g

Calorie: 320 Kcal

Frullato verde autunnale

Tempo di preparazione: 5 minuti

Porzioni: 1

ingredienti

- Cachi: 1

- Spinaci: 1 tazza

- Arancione: 1

- Acqua: 1 tazza

- Semi di chia:1 cucchiaio

Indicazioni:

1. Aggiungere tutti gli ingredienti al frullatore

2. Frullare per formare una consistenza uniforme

3. Aggiungere cubetti di ghiaccio dall'alto per raffreddarlo

nutrizione:

Carboidrati: 37,1 g

Proteine: 6,5 g

Grassi: 5,4 g

Calorie: 183 Kcal

Frullato proteina Fico

Tempo di preparazione: 5 minuti

Porzioni: 1

ingredienti

- Fichi freschi: 2

- Latte di mandorla: 1 tazza

- Data secca: 1 snocciolato

- Estratto di vaniglia: 1/4 cucchiaino

- Semi di sesamo: 2 cucchiai

Indicazioni:

1. Aggiungere tutti gli ingredienti al frullatore

2. Frullare per formare una consistenza uniforme

nutrizione:

Carboidrati: 66,0 g

Proteine: 16,1 g

Grassi: 18 g

Calorie: 435 Kcal

Frullato vegetariano

Tempo di preparazione: 10 minuti

Porzioni 1

ingredienti:

- 1 sedano gambo
- 1 carota sbucciata e tritata grossolanamente
- 1/2 tazza germogli di broccoli
- 1 tazza di cavolo, tritato
- 1/2 tazza prezzemolo riccio
- 1/2 pomodoro tritato grossolanamente
- 1/2 avocado
- 1 banana
- 1/2 mela verde
- 1/2 tazza latte non lattiero-caseario
- 1 cucchiaio di semi di chia
- 1 cucchiaio di semi di lino

Indicazioni:

1. Mettere tutti gli ingredienti in un frullatore.
2. Frullare fino a quando liscio. Servire immediatamente.

nutrizione:

Calorie 696, Grassi Totali 34.1g, Grassi Saturi 7g, Colesterolo 10mg, Sodio 190mg, Carboidrati Totali 90.5g, Fibra Alimentare 29.5g, Zuccheri Totali 37.2g, Proteine 18.5g, Vitamina D 1mcg, Calcio 527mg, Ferro 9mg, Potassio 2223mg

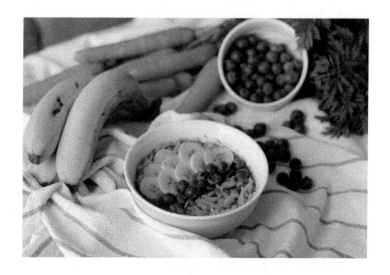